Un antes y un después

Ian Sanz

Copyright © 2021 Ian Sanz

Todos los derechos reservados.

ISBN: 979-8-5897-5335-6

DEDICATORIA

Para ti, amigo, allá donde estés.

CONTENIDO

1	PRÓLOGO	1
2	RECUERDOS	4
3	…Y ENTONCES OCURRIÓ	10
4	EL PROCESO DEL DUELO	17
5	MI DUELO	35
6	AHORA, ¿QUÉ HAGO?	57
7	HISTORIAS DE SUPERACIÓN	79
8	FRASES CÉLEBRES	88
9	CONCLUSIÓN	92
10	CANCIÓN	95
11	ANEXO I	97
12	ANEXO II	102
13	DESPEDIDA	130

I PRÓLOGO

Hay acontecimientos que suponen un antes y un después en la vida de una persona. Uno de ellos, sin duda, es el fallecimiento de un ser querido.

En mi caso se trató de mi mejor amigo. Decirlo así me resulta difícil ya que por fortuna tengo grandes amigos actualmente; pero él fue el primero, con el que tengo recuerdos más antiguos y con el que compartí mi infancia, mi adolescencia y el comienzo de mi vida adulta. Mis recuerdos de niñez están indudablemente ligados a él; más que un amigo, era un hermano. Con él me crie y crecí, y eso es algo que nunca podré (ni deseo) olvidar.

Este libro es mi pequeño homenaje a él. Ahora pienso

que tal vez no se lo hice saber en vida, pero ha sido muy importante para mí, me ha inspirado en varias decisiones de mi vida, hemos compartido grandes momentos y en definitiva ha dejado una gran huella.

Si estás leyendo este libro seguramente has pasado o estás pasando (nunca se termina del todo) por una circunstancia parecida. Y soy consciente de que hay casos muy diferentes tanto por su implicación como por su intensidad: hermanos, parejas, hijos… Si has perdido, por ejemplo, un hijo tal vez estés pensando que no es comparable a un amigo, por muy unidos que estuviéramos. Espero no llegar a saberlo nunca, pero lo que sí sé es que el proceso que sufrimos es muy similar, con independencia del grado de dolor que cada persona sienta o de cómo le afecte a cada uno.

A lo largo de este libro contaré cómo aprendí (y sigo haciéndolo) a vivir sin él y las fases por las que pasé. Por tanto, sabrás lo que te queda por delante y a lo que deberás enfrentarte para superarlo. También te daré recomendaciones según mi experiencia y te ofreceré recursos tanto internos como externos que podrás utilizar a tu conveniencia.

Al contrario que otro tipo de duelos esto es algo que nunca se supera por completo, sino que debes aprender a aceptarlo y vivir con ello. Han pasado años y todavía me da un vuelco al corazón cuando veo una foto de mi amigo o se acerca el día de su cumpleaños (que además casi coincide con el de su muerte), pero en ocasiones también me despierta una sonrisa cuando pienso en alguna travesura que cometimos juntos o alguna anécdota graciosa que nos sucedió.

No obstante, este libro no es en ningún caso un sustituto de una terapia psicológica. Si tu caso es tan agudo que no te permite continuar con tu vida de una forma normal, pide ayuda profesional y ponte en manos de un especialista cuanto antes.

Deseo hacerte ver que no tienes por qué estar solo y que poco a poco recuperarás la alegría en tu vida; si puedo contribuir a ello, aunque sólo sea una pizca, ya habrá merecido la pena escribir este libro.

2 RECUERDOS

"*La vida de los muertos perdura en la memoria de los vivos*" (Cicerone).

Rubén, mi amigo, y yo crecimos en un pequeño pueblo castellano donde nos conocimos a edad muy temprana. Ni siquiera recuerdo cuántos años teníamos cuando llegó junto con su madre, puesto que en todos mis recuerdos él ya figuraba; desde entonces fuimos inseparables. En una época en la que no había móviles ni internet, cada vez que uno de los dos salía a la calle lo primero que hacía era ir a buscar al otro a su casa.

Desde el principio se veía que teníamos gustos y

personalidades muy diferentes, pero siempre nos poníamos de acuerdo en los temas importantes.

Recuerdo las conversaciones eternas a la salida del colegio. Al llegar a la esquina anterior a mi casa, donde teníamos que separarnos, nos sentábamos para terminar la conversación de ese momento; podían ser minutos u horas. Sin darnos cuenta pasaba tanto tiempo que a menudo mis padres me reñían al llegar a casa porque no sabían dónde me había metido.

Los paseos en bici por los caminos fuera del pueblo; las llamadas por teléfono cuando uno de los dos estaba enfermo y no podía ir al colegio; las risas en clase y cómo los profesores nos separaban para que dejáramos de hablar (sin éxito, por supuesto); las veces que nos saltábamos las últimas clases del viernes en el instituto y volvíamos a casa haciendo autostop; las primeras borracheras, ligues, discos de música, conciertos y fiestas... En fin, todos los momentos durante nuestra etapa en la escuela y el instituto.

No puedo evitar reír cuando pienso en algunas de las múltiples anécdotas de todo tipo que viví junto a él durante esa etapa; como el día en que el instituto nos llevó de excursión a Segovia y cuando nos dieron unas horas libres se nos ocurrió una idea para entretenernos.

Deambulamos por diferentes calles entrevistando a la gente que nos encontrábamos, con la excusa de que estábamos realizando un trabajo del instituto. Nos turnábamos de manera que el que le tocaba preguntar elegía la persona, por el motivo que fuera (en mi caso solía ser aleatoriamente), y la pregunta. Resultó una entrevista de lo más variopinta, en la que a medida que íbamos cogiendo confianza aumentábamos la apuesta consiguiendo que cada vez fuera menos creíble; sin embargo, no dejaban de sorprendernos y al parecer nadie dudaba de la veracidad de los datos de dos estudiantes que realizaban una tarea de clase.

Entre las preguntas que formulamos recuerdo algunas especialmente absurdas que recibieron respuestas no menos sorprendentes: "¿Qué le parece que el gobierno quiera trasladar el acueducto (de Segovia) a Madrid?" (la mayoría decía no estar al corriente y manifestaba un gran rechazo, culpando al alcalde de la ciudad, al gobierno de la comunidad o incluso al central en función de sus preferencias políticas; excepto un hombre que se dio cuenta de que le tomábamos el pelo y por poco nos propina un buen escarmiento), "¿Qué le parece que el gobierno quiera trasladar el Alcázar a Madrid?" (idénticas reacciones que la anterior, quedó demostrado que los segovianos queremos por igual ambos monumentos), "¿Qué le parece que a partir del año que viene sólo se vendan coches rojos/verdes?" (si hoy en día un niño graba mientras me pregunta esto no le dedico ni un segundo, pero entonces debíamos inspirar una gran ingenuidad a tenor de las respuestas de la gente, que rechazaban la decisión variando entre la sorpresa y el enfado).

Si por algo destacaba Rubén, eso era indudablemente su excentricidad y espontaneidad; yo era todo lo contrario por entonces, pero él conseguía contagiarme esas cualidades.

Un lunes mi amigo faltó al instituto porque llevaba el fin de semana enfermo, de modo que me avisó para que después le pasara apuntes o le comentara algo de clase. Durante las primeras horas se sucedían los compañeros que me preguntaban dónde estaba, entre los cuales dos de los gamberretes de la clase bromeaban con que estaría en un calabozo. Insistieron tanto con la broma que mientras estábamos calentando en la clase de gimnasia les dije lo que querían escuchar, inventándome una historia sobre que nos habíamos metido en una pelea la noche del sábado y que había acabado en el calabozo. Sencillamente no pensaba que fueran a tomar en serio una sola palabra y esperaba quitármelos de en medio, pero antes de que acabara el calentamiento ya habían difundido el rumor por toda la clase. Al acabar el día todos estaban seguros de que mi amigo había pasado dos noches en un calabozo y por más que intenté que desistieran de su idea no hubo manera; cuando me llamó Ruben para pedirme las tareas y confirmarme que iría al instituto al día siguiente, le dije algo como "por cierto, si te preguntan mañana, has estado un par de noches en el calabozo por defender a una amiga".

El día siguiente se cansó de negar las acusaciones e incluso con el justificante del médico que tuvo que entregar a los profesores no hubo manera de negar la película que se habían montado; cada vez que alguien venía a preguntarle por la pelea, nos mirábamos y nos partíamos de risa. Al menos quedó como un héroe.

Una vez finalizamos el instituto, él se fue a vivir a otro pueblo con su madre y yo me dirigí a Madrid para estudiar en la universidad; pero nos seguíamos viendo muchos fines de semana, ya fuera en mi pueblo, en el suyo o en Madrid. Y nos llamábamos de vez en cuando para ponernos al día y organizar nuestra siguiente quedada. Cada uno continuó con su vida en cuanto a novias, trabajos y estudios, pero siempre en contacto.

Unos años después, por designios de la vida, me fui a vivir

a Mallorca. Cuando lo hice sabía que muy a mi pesar iría perdiendo algunos amigos por la falta de contacto y ganando otros, como así sucedió; pero con respecto a él no cambió nada. Sucedía como con mis hermanos: nos veíamos poco y tampoco es que habláramos por teléfono constantemente, pero siempre sabíamos que el otro estaba ahí.

A pesar de que sólo nos veíamos una o dos veces al año, cada vez que lo hacíamos lo pasábamos en grande tanto si estábamos con sus amigos del pueblo como con los míos de la isla, o incluso juntándonos en algún punto intermedio. Yo sabía que podía contar con él para cualquier cosa importante, buena o mala, en cualquier momento; y espero que él supiera lo mismo de mí.

La última vez que hablé con él se estaba planteando irse una temporada del pueblo principalmente por motivos de trabajo.

Incluso le animé a que viniera a Mallorca unos meses. Como mínimo le sentaría bien cambiar de aires por un tiempo y yo le ayudaría en lo que pudiera; aunque suponía un paso muy grande, y yo lo sabía por propia experiencia, no le desencantó la idea y respondió que lo pensaría.

Por desgracia nunca sabré si lo hubiera hecho o no…

3   … Y ENTONCES OCURRIÓ

"*El auténtico amigo es el que sabe todo sobre ti y sigue siendo tu amigo*" (Kurt Cobain).

Un día como otro cualquiera me encontraba en el trabajo cuando recibí una llamada de mi madre. No era muy habitual, pues ella sabía mi horario de oficina, pero de vez en cuando me llamaba por alguna cuestión que consideraba importante y a menudo yo no tanto. Esta vez sí que lo era.

Sin muchos preámbulos me contó que mi mejor amigo había sufrido un accidente de tráfico y estaba en coma inducido.

Había ocurrido a primera hora de la mañana, en un polígono industrial cerca de su pueblo. Se dirigía a un curso al que estaba asistiendo en busca de empleo junto con otros cuatro compañeros cuando un camión se saltó un Stop y se les llevó por delante. El que conducía y el copiloto, a quienes yo no conocía pues no eran amigos habituales suyos, murieron en el acto; los dos que iban sentados en la parte trasera, incluyendo a Rubén, llegaron vivos al hospital, pero en muy mal estado.

Como suele ocurrir en los pueblos, la noticia había circulado rápidamente entre conocidos y vecinos hasta llegar a oídos de mi madre.

Me quede en shock. No sabía qué decir ni qué hacer. No hacía ni un mes que habíamos hablado por teléfono con la intención de vernos, pero no conseguimos cuadrar un día; y ahora no sabía si volvería a verle…

Decidí que llamaría a su madre pasadas unas horas para tener información más veraz y no fiarme sólo de los rumores que habían circulado.

De modo que, tras unos minutos de aturdimiento, continué trabajando lo mejor que pude. No se me iba de la cabeza y no lograba concentrarme, pero por el momento no podía hacer nada.

Unas horas después la llamé y me dijo lo que yo no quería creer. Corroboró lo que me habían anticipado y me detalló que Rubén sufría múltiples problemas por lo que habían tenido que inducirle el coma para estabilizarlo. Los médicos no estaban seguros de que fuera a salir con vida, y en caso de hacerlo, desconocían qué secuelas tendría. En el mejor de los casos, por delante le esperaban años de terapia hasta que volviera a ser como todos le conocíamos. En el peor… no quería ni pensarlo.

Puesto que recibía llamadas y mensajes de muchísima gente, me pasó el contacto de Juan, un amigo del pueblo de Rubén que se había ofrecido a visitarle diariamente y me podría mantener al corriente. También me dijo que, con suerte, sería un largo camino así que no tenía sentido que yo fuera en ese momento dado que estaba inconsciente y ni siquiera me permitirían entrar. Agradecía mis palabras de apoyo y no obstante me invitaba a llamarla si necesitaba hablar.

Rápidamente escribí a Juan, con quien había coincidido en varias ocasiones saliendo de fiesta con Rubén. Me reiteró lo mismo y me prometió que me iría informando cada día en cuanto los médicos informaran del avance o surgiera cualquier novedad. Era mucho más optimista que la madre de Rubén (y que yo, he de admitirlo); estaba seguro de que saldría de ello y que me daría buenas noticias dentro de poco.

Al llegar a casa me desplomé en el sofá junto a mi mujer. Conté todo lo que me habían dicho en un intento de desahogarme, pero me sentía como si el tiempo se hubiera detenido. La realidad no invitaba al optimismo, aunque las palabras de Juan me daban un poco de esperanza.

Cada día esperaba con impaciencia el mensaje de Juan, que llegaba puntualmente. Se iban alternando buenas y malas noticias, pero su estado seguía constante. En ocasiones empeoraba porque, por ejemplo, alguna herida se había infectado; otras veces se desataban nuestras esperanzas porque la medicación surtía efecto; se sucedían los altibajos dentro de una cierta estabilidad. Seguramente allí se vería de forma diferente y desde luego tuvo que ser muy duro presenciarlo en persona, pero la manera en que Juan me lo contaba, con gran optimismo y esperanzador en todo momento, me hacía creer poco a poco que todo saldría bien.

A mí personalmente se me hacía muy duro estar a tanta

distancia y no poder hacer absolutamente nada. Incluso me sentía mal por no estar allí cuando mi mejor amigo se debatía entre la vida y la muerte, pero ¿de qué serviría ir? De todas formas, no podría transmitirle mi apoyo ni podía ausentarme del trabajo indefinidamente.

Por si fuera poco, se añadió un componente muy especial: durante este intervalo mi mujer y yo supimos que íbamos a tener un hijo. Era planeado y deseado, y desde luego una noticia muy feliz en medio de la situación, pero a la vez me producía una sensación agridulce.

Me sentía mal por celebrar algo mientras que la vida de mi amigo pendía de un hilo, pero otra parte de mí me recordaba que mi hija no tenía la culpa y se merecía toda mi atención. Era una montaña rusa de emociones; en un instante hablaba feliz sobre el embarazo con mi mujer y un minuto después pensaba en que mi amigo tal vez no la conocería provocando que me invadiera la tristeza.

A partir de este momento se hizo si cabe más difícil para mí. Procuraba continuamente no exteriorizar mis sentimientos para no amargar el momento a mi mujer, lo cual me comía por dentro porque cada vez que hablábamos de nuestra futura hija inmediatamente me venía a la mente la duda de si Rubén la llegaría a conocer.

Al mismo tiempo la noticia me daba algo de esperanza, ya que me imaginaba con ilusión que mi amigo se recuperaba y le íbamos a visitar con la buena nueva. Un carrusel de emociones que variaban a lo largo del día en función de los recuerdos y de las conversaciones que iban surgiendo.

Mientras tanto seguían llegando mensajes parecidos de Juan. Con cada whatsapp me daba un vuelco al corazón y pensaba si sería el fin o si por el contrario me diría que se había estabilizado o incluso salido del coma. Intentaba pensar en positivo, pero en muchas ocasiones no lo conseguía.

A medida que pasaban los días y las semanas, al ver que Rubén resistía y respondía al tratamiento, aumentaba también el pensamiento general de que saldría adelante, de lo cual me contagié en cierta medida. Seguía planeando la sombra de las secuelas que con toda seguridad tendría y la duda de en qué estado volvería o cuánta terapia necesitaría, pero en ese momento era algo que preferíamos no afrontar e ir paso a paso. Todas nuestras súplicas se centraban en que superara ese momento; él tenía un carácter muy fuerte y seguro que con la futura terapia daría el máximo para recuperarse.

Hasta que un día, de repente, todo cambió. Sólo faltaban

unos días para su cumpleaños.

De nuevo me encontraba en el trabajo cuando me dieron la noticia que una parte de mí pensaba que llegaría, pero la otra parte luchaba por evitar. Durante la madrugada habían surgido complicaciones y mi mejor amigo, mi hermano, había fallecido.

4   EL PROCESO DEL DUELO

"Si tuviera que elegir, elijo el paraíso por su paisaje. Pero también elegiría el infierno, pues ahí están todos mis amigos" (Indio Solari).

No nos educan sobre la muerte; desde pequeños nos cuentan todo o casi todo sobre la vida, pero no se habla de un acontecimiento tan natural como es sin duda la muerte. Es un tabú, algo que sabemos que existe, pero de lo que preferimos no hablar. Hasta que llega el momento en que lo sufres personalmente, y entonces no sabes cómo enfrentarte a ello; tampoco tus seres queridos saben cómo ayudarte.

Creo sinceramente que, al igual que cada vez se tiende a educar desde más pequeños en aspectos como la sexualidad, también debería incidirse en este tema. Porque la muerte, nos guste o no, es parte de la vida.

A pesar de que todos sabemos que lo normal es que experimentemos la pérdida de nuestros padres como parte del ciclo de la vida, toda persona sufre enormemente cuando sucede. Sabes que llegará e incluso en la mayoría de los casos vas viendo acercarse el momento, pero aun así es inevitable que te pille por sorpresa. Si esto es así, ¿cómo superar la pérdida de una persona que ni siquiera piensas que vaya a morir antes que tú? Un amigo, un hermano pequeño, o incluso un hijo.

Posiblemente en la antigüedad se tenía mayor percepción de la muerte. Era muy común que personas jóvenes fallecieran por cualquier enfermedad; y si nos remontamos unos siglos atrás, las familias de clase más baja tenían una gran cantidad de hijos, entre otros motivos, porque eran conscientes de que no todos llegarían a ser adultos.

Pero hoy en día, con el avance de la medicina, no estamos acostumbrados a este tipo de sucesos y tendemos a pensar que a nosotros (y a nuestro entorno) no nos pasará.

Día tras día vemos desgracias y tragedias en la televisión, pero lejos de hacernos conscientes de la fragilidad del ser humano y de que cualquier día puede ser el último, nos insensibiliza. Lo vemos como algo ajeno y externo, no pensamos realmente que nos pueda suceder a nosotros o nuestros allegados.

Sea cual sea el grado de cercanía con la persona fallecida, la personalidad de cada uno y el momento en que suceda, el proceso que experimentamos cuando muere un ser querido es muy similar para todos. Cada uno lo sufre en mayor o menor medida y avanza más o menos rápido según el caso, pero hay un proceso bastante común que la mayoría hemos de superar. En psiquiatría se conocen como las 5 etapas del duelo.

Una pincelada de historia: estas etapas fueron descritas por primera vez por Elisabeth Kübler-Ross, psiquiatra suizo-estadounidense, en el año 1969 en su libro *On death and dying* (traducido al castellano como *Sobre la muerte y el morir*). Después de trabajar durante años en contacto con pacientes en estado terminal, desarrolló su modelo de Kübler-Ross que establece 5 etapas de duelo: negación, ira, negociación, depresión y aceptación.

Esta investigadora, en realidad, definió cinco estados mentales que actúan como referencia para entender cómo se va produciendo la evolución de la persona en duelo, desde el momento en el que sabe que su ser querido ha muerto hasta que acepta esta nueva situación. Eso significa que no todas las personas en fase de duelo tienen por qué atravesar las 5 etapas, y que aquellas que atraviesan no aparecen siempre en el mismo orden. Sin embargo, Elisabeth Kübler-Ross consideró que estas etapas sí eran útiles para poder entender de una manera relativamente sencilla todos los matices del modo en el que se gestiona el duelo.

Entiendo que has perdido un ser querido hace poco y por ello estás leyendo este libro. Saber en qué fase del duelo te encuentras en estos momentos, qué etapas has superado y cuales pueden estar por llegar te servirá de ayuda para sobrellevarlo de mejor manera. También el hecho de saber que no estás solo, que lo que estás sufriendo también lo han sufrido y sufrirán millones de personas, entre quienes me incluyo. Cada persona interioriza o exterioriza las emociones a su modo, pero las sensaciones y pensamientos son en la mayoría de los casos las mismas.

En las siguientes páginas daré una breve descripción de en qué consiste cada etapa y en el siguiente capítulo detallaré cómo las viví personalmente cuando murió mi mejor amigo. Seguro que te sentirás identificado en varios aspectos, incluso descubrirás que ciertos pensamientos que tienes son bastante comunes en una situación como la que estás viviendo.

Etapa de Negación

Nuestro cerebro niega la realidad de que nuestro ser querido ya no está con nosotros para amortiguar el golpe y aplazar parte del dolor que conlleva la noticia. Es un mecanismo de autoprotección de la mente.

Esta negación puede ser explícita en algunos casos, llevándonos a descartar de forma directa que se haya producido la muerte.

En la mayoría, sin embargo, se trata de una negación no explícita. Aunque verbalmente expresemos el hecho de que la persona ha fallecido, en la práctica nos comportamos como si fuera un hecho transitorio; como si interpretáramos un papel que no creemos del todo. Es por ello que en esta etapa no solemos llorar en abundancia ni expresamos nuestra tristeza; en el fondo nuestro organismo quiere creer que es algo irreal, un sueño del que despertaremos.

Incluso hay quien acepta precipitadamente la realidad tratando de negar su dolor.

Ejemplos típicos de negación son pensamientos del tipo "pero si ayer mismo estaba bien", "no me lo puedo creer", "no es justo", "no puede ser verdad" o "no me hago a la idea de no volver a verle". También es común tener la sensación de ver a esa persona por la calle, actuar como si no hubiera fallecido o hablar en tiempo presente al referirnos a él como si siguiera vivo.

Por supuesto, la negación no puede ser sostenida indefinidamente. Tarde o temprano chocaremos con la realidad, esa que no hemos llegado a aceptar, y abandonaremos esta etapa. En caso contrario, si nos quedamos atrapados en esta etapa durante años estaríamos ante un duelo patológico que sería necesario tratar con ayuda profesional.

Etapa de Ira

Aparecen sentimientos de rabia y resentimiento, fruto de la frustración que supone ser conscientes de la muerte y no poder hacer nada por arreglar la situación. Es un arma de supervivencia, pues toda la rabia que quede dentro de nosotros o que intentemos negar o esconder nos acabará machacando o explotando en el momento menos pensado.

Nos invade una tristeza muy profunda que sabemos que no puede evitarse actuando sobre la causa ya que la muerte no es reversible. La percibimos como el resultado de una decisión y por eso buscamos culpables.

El dolor es tan grande que uno se plantea la injusticia de esa situación e incluso puede llegar a cuestionarse el porqué de la existencia, la religión, sus creencias, etc.

Dirigimos la rabia contra personas, animales u objetos que no tienen la culpa de nada, en nuestra necesidad de culpabilizar a alguien o algo. En ocasiones ese alguien puede ser nosotros mismos, reprochándonos cualquier acontecimiento anterior que poco tiene que ver con el desenlace.

Es muy importante que manifestemos esta ira porque nos ayudará en el proceso de superación.

Ahora bien, en ocasiones puede convertirse en deseo de venganza impulsando a la persona a llevarla a cabo. Desplegar la rabia en actos concretos no nos ayudará a desprendernos de ella ni a superarlo; muy al contrario, nos mantendrá en este escalón y nos impedirá seguir adelante. Si este es tu caso o el de algún conocido debes buscar ayuda cuanto antes.

Etapa de Negociación

Intentamos crear una ficción que nos permita ver la muerte como una posibilidad que estamos en posición de impedir que ocurra. De algún modo, nos ofrece la fantasía de estar en control de la situación.

Jugamos con la idea de revertir el hecho y pensamos estrategias para hacerlo posible. En personas religiosas es frecuente, por ejemplo, intentar negociar con un ser divino para conseguir que la muerte no tenga lugar a cambio de mejorar el estilo de vida o realizar alguna acción.

También fantaseamos con retroceder en el tiempo, de modo que no habría ninguna vida en peligro y el dolor se alivia. Es común que nos preguntemos qué habría pasado si hubiéramos hecho tal cosa u otra.

Al igual que la negación esta etapa acaba chocando con la realidad, pero aún más temprano puesto que también resulta agotador el proceso de pensar soluciones todo el tiempo.

Etapa de Depresión

El nombre de esta etapa no se corresponde con la depresión clínica que conoces, sino con un conjunto de síntomas similares: tristeza, incertidumbre, vacío, dolor, impotencia, irritabilidad, miedo, etc. Hemos dejado de imaginar otras realidades alternativas, de modo que sentimos una profunda tristeza y sensación de vacío porque estamos empezando a aceptar que el ser querido ya no está ahí.

En algunos casos se puede incluso sentir que no se tienen incentivos para continuar viviendo en el día a día sin la persona que murió, provocando el aislamiento de su entorno.

Frases como "la vida es una mierda", "no seré feliz nunca", "no encontraré a nadie igual" o "ya no volverá" suelen repetirse cuando la persona se está enfrentando a su dolor.

Es normal, por tanto, que nos aislemos más y que nos notemos más cansados, sumiéndonos en un estado de tristeza y melancolía continuos. Tenemos que empezar a vivir en una realidad que está definida por esa ausencia.

También se tiende a pensar que esto durará para siempre, y aunque no es cierto, es imprescindible pasar por esta etapa.

Etapa de Aceptación

Una vez aceptada la pérdida, aprendemos a convivir con el dolor emocional que supone y en un mundo en el que ya no se encuentra dicha persona.

En parte, el tiempo va extinguiendo la huella del dolor, pero también es necesario que reorganicemos nuestras ideas interiormente.

Se trata del último paso en el proceso de superación del duelo. No es fácil llegar hasta aquí y aceptar que no hay vuelta atrás, pero una vez lo hemos hecho nos damos cuenta de que el precio a pagar en caso contrario es muy alto.

Debemos reconocer que la pérdida de una persona forma parte de la vida, de la misma manera que perdemos juventud, relaciones, empleos o lugares.

Poco a poco recuperamos la capacidad de experimentar alegría y placer con cierta normalidad.

¿Cuándo debo pedir ayuda?

La duración del duelo es muy variable, pueden pasar meses e incluso años; por eso es importante tener claro qué síntomas se mantienen o agudizan a pesar del paso del tiempo.

Lo que distingue el duelo normal del denominado patológico es la etapa en la que nos quedamos bloqueados impidiendo la evolución de ese dolor. En los duelos no resueltos las sensaciones, en lugar de producir cambios para ir avanzando, provocan precisamente lo contrario; llegan a paralizar el curso del duelo normal e impiden que evolucionemos.

Si sientes que no puedes afrontarlo solo y que pasa el tiempo sin que notes ningún avance, ponte en manos de un especialista. En un capítulo posterior nombraré algunas opciones gratuitas en caso de que no puedas (o no quieras) acudir a un profesional privado.

¿Se puede postergar el duelo?

La sociedad en la que vivimos premia y aplaude la felicidad, pero no nos permite estar tristes.

Las redes sociales nos inundan de fotos, videos y frases cargadas de falsa felicidad haciendo pensar que esos momentos concretos simbolizan el día entero de esa persona. Y, claro está, la pena no tiene cabida en ese mundo artificial.

Además, en muchas ocasiones el ritmo frenético y la competitividad de nuestros empleos no nos da opción de tomarnos un tiempo para estas cosas, así que se escuchan muchas frases del estilo a "anímate" o "ya pasó hace mucho".

Así que invertimos gran cantidad de energía en negarlo, pero la verdad es que no se puede esconder indefinidamente y cuanto más lo posterguemos mucho más tardaremos en superarlo y peores efectos traerá.

El duelo es un proceso normal y sobre todo necesario.

Cuanto antes lo afrontemos, antes podremos recuperar nuestra vida y reducir el impacto.

¿Debo tomar medicación para superar el duelo?

Esta pregunta desde luego sólo la puede responder un profesional y debemos tener en cuenta que automedicarse no es la solución.

Es importante no recurrir a la medicación como una huida. El duelo es un proceso doloroso pero necesario, por lo que a priori no debe resolverse por la vía fácil anestesiándonos para amortiguar el dolor y no enfrentarnos a él. Sobremedicándonos estaríamos bloqueando el proceso y frenando la evolución.

En ciertos casos el terapeuta puede recurrir a ello si lo considera necesario, pero siempre supervisado y no tomándonoslo a la ligera.

5 MI DUELO

"*Siempre que creo tener razón todos me gritan que no, menos mal que encontré tres amigos que piensan igual que yo*" (La Fuga).

La idea de escribir este libro me surgió hace unos meses, no sólo con el fin de ayudar a cualquier persona que haya perdido un ser querido sino también como terapia propia. Necesitaba sacar todos mis pensamientos y sentimientos de mi cabeza, sin dejarme nada.

Sin embargo, a la hora de la verdad no me sentía capaz de ahondar en estos sentimientos durante la gran cantidad de horas que supone el complejo proceso de escritura.

Por otra parte, el hecho de publicarlo también me causaba cierto desasosiego. ¿Le parecerá bien a Rubén si lo ve desde allá donde se encuentre? ¿Le gustará a su madre, que al fin y al cabo lo está sufriendo aún más que yo?

Finalmente me he decidido a realizar este proyecto con el impulso de un amigo escritor, que me hizo ver también los aspectos positivos.

Mientras escribo se cumplen dos años de la muerte de Rubén y pienso que no puedo hacerle mejor tributo, aunque sinceramente me está costando más de lo que pensaba. Creo, y con esta intención lo hago, que como mínimo podré servir de apoyo a otras personas al hacerlas ver que esos sentimientos que se les va despertando y que parecen únicos son en realidad muy comunes en el ser humano; que no es egoísta superar el duelo; que no significa que olvidemos a esa persona, sino que tenemos que seguir adelante con nuestra vida lo mejor posible (él o ella también querría lo mejor para nosotros). Además, como no, es mi pequeño homenaje para él, una forma de inmortalizar su persona y su recuerdo.

Casi todos los seres humanos sufrimos o sufriremos pérdidas similares durante nuestras vidas y sin embargo no estamos preparados para soportarlo ni tampoco lo estamos para prestar apoyo al resto. Cuando un amigo, familiar o tu pareja sufre un acontecimiento así no puedes hacer otra cosa que escuchar y estar ahí, no te salen las palabras y cualquier cosa que pienses te parece inútil.

En este apartado ejemplificaré las etapas del duelo de la forma en las que yo las viví. Es probable que tu caso sea muy diferente, pues cada persona es un mundo, pero los sentimientos y pensamientos que hemos tenido (o que tenemos) pueden ser parecidos.

Mi Negación

Se podría decir que pasé por esta etapa dos veces: primero cuando Rubén tuvo el accidente y después, unas semanas más tarde, cuando murió.

En el momento en que me comunicaron que estaba en coma a consecuencia de un brutal accidente de tráfico me encontraba en la oficina, con la mente ocupada en varias tareas de mi trabajo. De repente el mundo entero se congeló y me quedé atrapado en una especie de ensoñación. No podía creerlo, si había hablado con él hacía poco…

Junto con la noticia, las previsiones al principio fueron completamente pesimistas. Se encontraba en muy mal estado, con diversas fracturas, contusiones y hemorragias que presagiaban lo peor. Eso supuso un choque brutal porque de golpe y plumazo me enteraba de que mi mejor amigo estaba en el hospital y que muy probablemente no le volvería a ver. A nuestra edad no se me pasaba por la cabeza que algo así fuera posible; desde que me fui a

Mallorca no había pensado que un suceso de este tipo pudiera ocurrir y los inconvenientes que tendría encontrarme tan alejado físicamente.

El resto del día lo pasé en un estado onírico, como si estuviera colocado y viera el mundo a través de una película. No paraba de decirme a mí mismo que no podía ocurrir, que saldría de la situación. Y me autoconvencí de que la situación no sería tan grave, que el rumor se habría exagerado al ir circulando de persona en persona como había sucedido en tantas ocasiones antes con otros chismorreos en mi pueblo. Cuando hablara con su madre seguro que me daría mejores noticias y en unos días podría hablar con él, tal vez incluso en un mes habría vuelto a la normalidad.

Pero unas horas después su madre no hizo más que confirmarme lo que no quería aceptar. Su temor principal era saber si saldría con vida, evidentemente, pero también el estado en que lo haría. Para consolar a su madre, y al mismo tiempo a mí mismo, repetí sin creérmelo del todo que saldría adelante. Él siempre había sido muy tenaz y no se daba por vencido, así que lo superaría.

Al llegar a casa de nuevo volví al estado de ensoñación,

viviendo una realidad paralela en la que no había sucedido nada de eso y asegurándome a mí mismo que el día siguiente, cuando me escribiera su amigo Juan para darme noticias, todo habría mejorado. Ni siquiera lloré ni mostré tristeza, a pesar de que mi mujer me animaba a hacerlo, puesto que no terminaba de creerlo. Pensaba una y otra vez lo que haría cuando se recuperara e incluso miraba vuelos para ir a verle imaginándome que me encontraría al Rubén que conocía.

Sucedían los días y semanas sin que el "informe" diario sugiriera un empeoramiento, lo cual no hacía sino fomentar mis pensamientos negacionistas. Cuantos más días pasaban más me convencía de que todo saldría bien, también propiciado por la lejanía y el hecho de que no le pudiera ver en persona y comprobar el estado real en el que se encontraba. Estaba en la UCI de modo que, aunque hubiera ido al hospital, no me habrían permitido la visita.

Pero pasadas unas semanas, lo que debería haber sido un día más en su larga recuperación se convirtió en el final. Me pilló completamente por sorpresa, aunque en ningún momento había salido de peligro tampoco había motivos (en mi cabeza) para pensar que fuera a acabar de repente.

Escuché la noticia en circunstancias muy parecidas a la primera vez, sólo que en esta ocasión no se trataba de algo grave sino de la confirmación del desenlace; no había solución posible ni vuelta atrás, su lucha había terminado.

Una vez más mi propia mente negó la realidad y me sumí en una especie de sueño donde se sucedían imágenes y momentos pasados, desde que era un niño de apenas unos años hasta unas pocas semanas antes. No podía aceptar que una persona con la que había crecido y compartido tantos momentos durante toda la vida ya no estuviera.

Como la vez anterior, no me salían lágrimas, aunque una parte de mí las necesitaba. Me desahogué con un buen amigo de Madrid que también conocía a Rubén y al que previamente le había puesto al día del accidente; no encontraba palabras para decirme y es normal, hay poco que se pueda decir o hacer. También me llamó una exnovia mía que conocía a Rubén y a quien tenía mucho aprecio, para mostrarme su apoyo puesto que conocía la amistad que teníamos. Me llegaron varias llamadas y whatsapps, pero ni siquiera tenía ganas de hablar con nadie.

Más tarde también llamé a su madre para darle el pésame, y esta vez yo estaba al otro lado sin saber qué decir ni qué hacer. Pregunté dónde y cuándo sería el funeral con la intención de coger el primer vuelo que pudiera esa misma noche, pero me convenció de que no lo hiciera; me dijo que sabía que podía contar conmigo y que no serviría de nada ir. Estuvimos hablando durante un buen rato; yo intentaba que supiera que podía contar conmigo para cualquier cosa que necesitara, aunque en realidad creo que el intento de consuelo era mutuo.

Así y todo, no me sentía bien conmigo mismo cuando terminé de hablar con ella; miré vuelos a Madrid, pero entre los horarios y todo el transporte necesario desde allí hasta llegar al pueblo no parecía que pudiera llegar a tiempo; inconvenientes de vivir en una isla. Puede parecer una tontería, pero retrasé incluso el momento de llegar a casa y decírselo a mi mujer; supongo que inconscientemente pensaba que ese momento supondría reconocer que había pasado de verdad, de modo que a la salida del trabajo me entretuve más de la cuenta en el gimnasio sin llegar a hacer realmente demasiado ejercicio.

Mi Ira

Pasé a estar enfadado con todos y con todo. El principal culpable era más que evidente: el conductor del camión que se saltó el Stop y acabó con la vida no sólo de mi amigo sino también de sus compañeros. Pensé que tal vez conducía bebido, drogado o hablando por el móvil mientras se dirigía al coche donde viajaba Rubén. ¿Cómo podía un camionero saltarse un Stop en un cruce de un polígono industrial a plena luz del día?

Le imaginaba continuando con su vida como si no hubiera pasado nada, sólo preocupado por la sanción que pudieran ponerle y ajeno al daño que había provocado. Pensé lo que le diría si le tuviera delante, lo que se merecía. Tenía mucha curiosidad por saber si se había producido un juicio, la pena que le impondrían, si iría a la cárcel o simplemente esas muertes se saldarían con una retirada de carné y una multa. Quería, necesitaba, ver su cara y averiguar si lo que había hecho pesaba en su conciencia o su vida no se había visto afectada en lo más mínimo.

Curiosamente, la mayoría de mis amigos y familiares que se enteraron de lo ocurrido también me preguntaban por ello; como si lo que ocurriera al camionero fuera a cambiar un ápice del desenlace.

Pero no me atreví a preguntarlo. Por encima de todo se impuso mi pensamiento de que transmitirle mi rabia hacia otra persona no recuperaría a su hijo ni tampoco le haría ningún bien sino todo lo contrario. Seguramente compartía mi sentimiento, pero aun así no quise dar alas a esa rabia y preferí no mencionar el tema; por el bien de todos.

En realidad, estuve poco tiempo enfadado con ese conductor. El hecho de que no conociera nada de él me dificultaba mucho imaginar todo lo que le podría decir o hacer. Supongo que es complicado odiar a alguien a quien no conoces ni has visto la cara, una persona anónima de quien no sabes ni siquiera su nombre.

Unos meses después me hablaron del juicio que mantenía contra el camionero y de que con toda probabilidad acabaría con una multa y retirada de puntos, pero por entonces yo estaba en otra fase del duelo y por sus palabras supe que ella también. Quería que pagara por ello, claro está, pero era consciente de que no borraría ni solucionaría lo que había hecho. De nuevo mis palabras y pensamientos iban destinados a superar el dolor y no a profundizar en la herida, de modo que a pesar de que una parte de mí seguía queriendo venganza pensé que hacernos mala sangre sólo nos perjudicaría a los que queremos a Rubén y no al verdadero culpable de una situación ya irreversible.

También proyecté mi resentimiento hacia cierta gente a quien no consideraba leal con él y que en ese momento actuaban como si fueran grandes amigos.

Al mismo tiempo, esta situación hacía que me enfadara conmigo mismo. Si tantas personas estaban allí, ¿por qué no estaba yo? Le daba vueltas y vueltas a lo que podía hacer y a lo que podía haber hecho, pero todo me llevaba al mismo sitio; el resultado era el mismo.

Mi Negociación

Y así es como pasé a la etapa de la negociación. Busqué mil maneras en las que podría haber evitado lo ocurrido. Sobre todas las ideas, una me perseguía noche tras noche: ¿y si le hubiera insistido más para que viniera a Mallorca una temporada?

Tal vez incluso le podría haber comprado un vuelo para que se animara a pasar unos días y decidir. En ese caso es probable que en el momento del accidente se encontrara en Mallorca o estuviera volviendo a su pueblo y por tanto no acudiera a ese curso. Ya se lo comenté, y le intenté dar ideas, pero ¿pude hacer algo más?

También recordé y me martiricé con la última vez que fui a mi pueblo, unas semanas antes del accidente.

Cogí unos días de vacaciones con la intención de visitar la provincia con mi mujer, de enseñarle los castillos, parques naturales, gastronomía… Avisé a Rubén, pero había aceptado un trabajo temporal y precisamente esos días tenía que trabajar mucho, así que por el día no tenía tiempo y por la noche llegaba hecho polvo con el tiempo justo para descansar. Intentamos cuadrar un rato, aunque sólo fuera para comer o tomar algo, pero el único sitio y hora en que él podía nos suponía ir en sentido contrario en nuestra ruta durante una hora sólo para comer rápido puesto que tenía muy poco tiempo. Así que lo dejamos para la siguiente, que podría ser en Mallorca poco después, y mantuvimos una larga conversación por teléfono.

Ahora me arrepentía de no haber hecho el esfuerzo, aunque sólo fuera por quedar media hora, o de no haberle llamado la semana siguiente para incidir en la idea de que viniera a la isla.

Me planteaba diferentes escenarios y cómo cualquier cosa que le dijese o hiciese pudiera haber cambiado su destino.

Mi Depresión

Tras numerosos desvaríos mentales y habiendo agotado todas las hipotéticas posibilidades en las que habría cambiado el curso de los acontecimientos, no me quedó más remedio que aceptar la situación. Por mucho que le diera vueltas o me arrepintiera de no haber hecho unas u otras cosas, la situación era la que era y no iba a cambiar. Así es como entré en la siguiente etapa, la depresión.

No sólo había muerto Rubén, con él una parte de mi vida moría también. Todos los recuerdos de mi infancia y adolescencia se superponían en mi mente, pero desde otro prisma, como si en ellos apareciera ahora un fantasma. La persona con la que había compartido tantos ratos, con la que había compartido los diferentes capítulos de mi vida, ya no existía. Todavía éramos jóvenes, se suponía que nos quedaban muchísimos años sin que tuviéramos que pensar en la muerte; muchas risas, muchas cervezas, muchas celebraciones que nunca tendrían lugar.

Un cierto sábado me escribió un amigo para preguntarme

si quería salir a tomar algo. Por primera vez desde que recibí la noticia sentía la necesidad de salir, también de hablar cara a cara con alguien más.

Como era habitual, quedamos en su casa para beber algo tranquilos y hablar antes de ir a algún bar. Esta vez era diferente, prácticamente monopolicé la conversación porque todo me recordaba a Rubén de una u otra manera. Y también bebí más de la cuenta, mucho más. No a propósito, no tenía la intención consciente de emborracharme, montar algún jaleo o demostrar nada; sencillamente me dejé llevar.

En un momento dado cogimos un taxi para ir a un bar, y desde ahí prácticamente sólo recuerdo momentos muy concretos. Mi amigo me contó después que salí de su casa bastante tocado, pero dada la situación pensó que lo necesitaba y que era normal. Yo no tuve la sensación de que hubiera bebido tanto, pero lo cierto es que recuerdo bastante poco del resto de la noche. Aunque no me lo dijo claramente, pues era consciente de mi estado, supongo que no fui la mejor compañía esa noche.

En algún momento dejé de beber, no sé si por propia iniciativa o porque mi amigo impidió que lo hiciera. Y gracias a eso recuerdo al menos la vuelta a casa, para lo que compartimos taxi. Recuerdo también la preocupación lógica del taxista de que pudiera vomitar dentro y la de mi amigo por si era capaz o no de subir solo a mi casa. Como suele ocurrir, pensaba que controlaba la situación así que dije en todo momento que me encontraba bien. Y de verdad lo pensaba…

Llegué a casa y me metí en la cama. De repente me llegaron unas ganas irrefrenables de vomitar; me levanté corriendo para ir al baño, pero no alcancé a llegar. Vomité antes de poder salir de la habitación, sobre el armario. Mi mujer se despertó, lo limpió todo (yo no estaba en condiciones) y volvimos a la cama. Al día siguiente hizo un breve comentario y fue más bien en tono jocoso, pero no se enfadó al contrario de lo que yo esperaba. Seguramente entendía perfectamente a qué se había debido (desde luego era la primera vez que ocurría algo similar desde que la conozco) e incluso en cierta manera esperaba una reacción parecida por mi parte.

Quedó como anécdota graciosa hasta cierto punto; de hecho, mi mujer todavía me lo recuerda de vez en cuando reprochándome "lo que tuvo que hacer por mí, incluso estando embarazada", pero el trasfondo de la historia era mucho más triste.

Por supuesto, el embarazo de mi mujer añadía más alicientes para dar vueltas al asunto. Uno de los momentos más felices de mi vida me entristecía a la vez por dos motivos: no llegaba en la mejor situación y no podría compartirlo con mi mejor amigo.

Estaba muy ilusionado con la que sería mi hija y mirándolo en perspectiva creo que me ayudó a superar el duelo al tener otra vida que debía cuidar y proteger, pero al mismo tiempo me atormentaba saber que él nunca la conocería.

Rubén no tenía hijos, pero disfrutaba muchísimo y se mostraba muy cariñoso con los niños pequeños. Estoy seguro de que mi hija lo hubiera pasado genial con sus muecas y carantoñas, pero ya nunca ocurrirá.

Ni siquiera pude llegar a darle la noticia, pues nosotros no lo supimos hasta unas semanas después del accidente. Imaginaba cuál habría sido su reacción al comunicárselo, las bromas que me habría lanzado y lo contento que se habría puesto.

Mi Aceptación

Supongo que poco a poco fui aceptando que la situación era la que era; que, aunque no nos gustara ni nos pareciera justo, no había forma de revertirla. Alternaba días melancólicos con otros en los que recordar ciertos momentos del pasado me despertaba una sonrisa.

También me esforzaba en buscar maneras en las que podría homenajearle de alguna manera o hacer que se le recordase más, aunque todo lo que se me ocurría me parecía poca cosa.

El hecho de que tuviera que concentrarme en otra vida que dependería de mí, mi futura hija, y a la vez de cuidar a mi mujer embarazada, creo que me ayudó en gran medida a llegar y atravesar esta etapa. Había momentos en que me necesitaban y no podía permitirme el lujo de estar pensando en otra cosa, así que me hacían volver a la realidad de golpe.

Mi hija ya nunca le podría llegar a conocer, pero me consolaba pensar que, como me dijo su madre, tendría su propio ángel de la guarda.

No obstante, superar no significa olvidar ni mucho menos. En ocasiones, viendo una foto o acordándome de mi amigo por cualquier circunstancia, me invadía de nuevo la emoción. Pero sucedía (y sucede) con menos frecuencia y sobre todo con menos intensidad; desde entonces intento cuando esto pasa pensar en algún recuerdo positivo y centrarme en los muchos y buenos momentos que compartimos.

Una noche me sucedió algo completamente inesperado. Otro buen amigo de la península había venido a visitarme durante un fin de semana y salimos a tomar algo. Estábamos un poco cansados así que volvimos relativamente pronto y, puedo asegurar, en buen estado pues sólo habíamos tomado un par de cervezas.

Al entrar en el taxi, dimos las indicaciones y continuamos nuestra conversación. En cierto momento el taxista nos preguntó algo sobre la música y me vino rápidamente un recuerdo de Rubén; su voz y su forma de hablar eran extrañamente similares y para colmo sonaba en la radio una canción de rock cuyo gusto parece que también compartían. Intenté no darle importancia, la mente a veces juega muy malas pasadas.

Cuando llegamos a mi casa paró y mi amigo salió del taxi, puesto que me tocaba pagar a mí. En ese momento el taxista se dio la vuelta y me quedé helado; no sólo hablaba igual, sino que también poseía una constitución y una cara idénticas a Rubén unos años atrás, cuando llevaba rastas. El pelo, la perilla y hasta la forma de sonreír se asemejaban demasiado; pensé que estaba viendo un fantasma. Me preguntó si pasaba algo, ya que por unos segundos no hice ningún movimiento. Pagué y le dije que estaba bien, pero que me recordaba muchísimo a un buen amigo. De nuevo sonrió, de la misma manera que hacía Rubén, y nos despedimos sin más.

Subí a casa y mi amigo, sin decirle nada, supo a quién me había recordado. Había hecho que coincidieran en varias ocasiones, así que él conocía a Rubén. Para mi tranquilidad, de lo contrario hubiera pensado que sufría alucinaciones, me reconoció que se parecían bastante; aunque probablemente sólo le recordaba con pelo corto, como lo llevaba los últimos años, y no con rastas que era como más se parecía al taxista.

De haber ido solo me habría quedado con la duda de si había sido real o fruto de mi imaginación, de modo que me alegré de que no hubiera sucedido así. Pero me dejó una mala sensación; intentaba buscar la explicación, aunque quizás no la tuviera. ¿Era una simple coincidencia o me debía suceder a mí? Hacía tiempo que no cogía un taxi en Palma, ¿qué probabilidades había de que me tocara precisamente este taxista en ese momento?

Incluso me dieron unas ganas terribles de llamar a la madre de Rubén al día siguiente y contarle lo que había pasado, lo increíble que me había parecido y expresar si tenía alguna razón de ser. Pero no lo hice porque no quería causarle más daño con algo que, de tener importancia, sólo la tendría para mí.

De vez en cuando me pregunto si esta fue una de las cosas que tienen que ocurrir por alguna razón; si era una especie de mensaje.

Han pasado ya dos años de la tragedia, y con cada aniversario tanto de la muerte como de su cumpleaños (son fechas tristemente cercanas) vuelven de forma más intensa los recuerdos, pero también los homenajes de sus familiares y amigos.

El mío propio consiste en poner en mi perfil de whatsapp una foto que hice con Rubén y en la que ninguno de los dos sale bien parado. Fue una noche en que volvíamos de fiesta y al pasar por un fotomatón improvisamos el momento; si ya de por sí era difícil que saliera bien la foto en esas condiciones, además pusimos muecas y gestos según se nos ocurrió.

La primera vez que la puse su madre me preguntó entre risas si no tenía una foto mejor. Desde luego no es la mejor, pero es la que mejores recuerdos me trae.

6 AHORA, ¿QUÉ HAGO?

"No llores porque ya se terminó… sonríe porque sucedió" (Gabriel García Márquez).

En una ocasión leí un artículo sobre un hombre que perdió a sus padres cuando era adolescente. La frase con que definió su sentimiento resume a la perfección lo que nos ocurre a todos los que hemos pasado por algo similar: *"La mitad del duelo no es por lo que pasó, sino por las cosas que van a pasar en la vida de las que esa persona no va a formar parte"*.

Ese mismo hombre consideraba útiles las teorías sobre las fases del luto porque reflejan los sentimientos por los que en algún momento irás pasando, pero *"no es que te pases dos semanas en una fase y cinco meses en otra… no hay guion"*.

Y sobre cómo lo superó afirmaba: "*llega un momento en que el dolor se vuelve manejable, puedes vivir con él y deja de ser lo primero en lo que piensas cuando te levantas por las mañanas*".

Aunque cada individuo tiene una personalidad y unas circunstancias muy diferentes que pueden hacer variar tanto el proceso de duelo como lo que nos va bien en cada caso para superarlo, comentaré varias acciones que personalmente me sirvieron de ayuda y que además son avaladas generalmente por los profesionales.

Utilízalas como te venga mejor a ti, tal vez unas te ayuden y otras no tanto; busca tu propia "receta" y sé paciente y constante. No olvides que el duelo se describe como un proceso y no como un estado, lo que significa que no cambia de un día a otro, sino que va evolucionando.

Habla del tema

Los especialistas apuntan que la mejor terapia es sin duda hablar del tema. Con el médico, los amigos, la familia… con quien necesites y en el momento que lo necesites. Y no podría estar más de acuerdo con ello.

A algunas personas nos cuesta más exteriorizar o hablar de nuestros sentimientos, pero es necesario hacerlo para superar un duelo. No importa si eres tímido o extrovertido, tarde o temprano tendrás que soltar lo que tienes dentro o te explotará.

Es el consejo principal que por propia experiencia puedo darte. Habla y desahógate, sea lo que sea que estés pensando e independientemente de la fase en la que te encuentres. En ocasiones podrás soltar tu rabia hacia alguien o algo si te encuentras en la etapa de la ira; quizás estás ya en la de depresión y simplemente estás triste. En cualquier caso, sincérate con alguna persona con quien tengas confianza o si lo prefieres con un perfecto desconocido, pero necesitas sacarlo de tu interior.

Ahora no vale hacerte el duro ni aparentar que eres más fuerte; eres un ser humano y como tal necesitas expresar tus sentimientos de una forma u otra.

Eso sí, no esperes que la otra persona pronuncie una palabra mágica que te vaya a hacer estar mejor al instante. No funciona así, diga lo que diga superarlo sólo depende de ti y del tiempo. Verás que algún amigo o familiar será más hablador y te intentará decir alguna cosa positiva; otros sólo escucharán sin saber qué responder. No importa, en esta ocasión debes ser egoísta y pensar únicamente en lo que más te convenga para superarlo.

A medida que transcurre la pandemia surgen nuevas iniciativas, movimientos y eventos propios de cada región destinados a ayudar a las personas que atraviesan estas circunstancias. Infórmate por si es el caso en la zona donde resides.

Te animo a buscar en tu municipio o provincia. A modo orientativo, puedes consultar una lista de algunos grupos de duelo en el ANEXO II.

En ocasiones y según por la fase del duelo que estés atravesando puede que te sea más difícil hablar sobre ello, mientras que en otras descubrirás que no puedes parar de hablar y acabas contándoselo a la persona que menos hubieras pensado. Es normal, atravesarás muchos altibajos y diferentes emociones que al principio no puedes controlar. Por ello es muy aconsejable que cuanto antes puedas expresarte con libertad sea de la forma que sea y con la persona o personas que tú desees.

En mi caso había días en los que no me salían las palabras, estaba enfrascado en mis pensamientos, y en otros momentos surgían sin cesar. Por fortuna contaba con mi pareja y varios amigos a los que aburrí en ciertas ocasiones con todo lo que se me venía a la mente.

Si no tienes a alguien de confianza con el que puedas sincerarte o no te sientes cómodo por cualquier motivo, busca un profesional. Aunque no te conozca personalmente y por ello tal vez puedas sentir que no le importa demasiado, ten en cuenta que conocerá pacientes con historias parecidas y podrá darte una ayuda más específica o ponerte en contacto con algún grupo de apoyo con el que te sientas más a gusto y con el que compartas sucesos o situaciones en común.

Incluso hay teléfonos u organismos mediante los cuales puedes recibir atención psicológica gratuita. Puedes consultar los más importantes en el capítulo ANEXO I al final del libro.

Algunos de esos contactos se han abierto o potenciado

durante la reciente pandemia que ha causado (y sigue causando) millones de muertes por todo el mundo. Esta situación ha puesto de manifiesto el dolor por el que pasan familiares y allegados ante la muerte de un ser querido; agravado además por las restricciones y prohibiciones de eventos públicos que provocan que tantas y tantas personas no hayan podido acudir al funeral ni incluso despedirse de la persona cuando aún se encontraba viva.

Si el fallecimiento de tu ser querido fue en concreto a causa de la COVID-19, hay otros movimientos e iniciativas de apoyo específico para estos casos que también puedes consultar en ANEXO I.

Por otra parte, puede ocurrir que el fallecimiento de esa persona no sólo lo sufras tú sino también algún niño de tu familia. Si ese es tu caso, lógicamente lo mejor es que reciba atención psicológica profesional ya que un niño no es capaz de racionalizar los acontecimientos igual que un adulto; además es mucho más crítico porque se encuentra en una etapa de desarrollo y un suceso traumático puede marcarle el resto de su vida si no se atiende y actúa convenientemente. Los traumas pueden afectar a los niños de maneras completamente diferentes a los adultos y pueden ocasionarles cambios de conducta o problemas permanentes.

Los terapeutas que trabajan con niños suelen emplear técnicas más específicas que los "fuercen" a expresar sus sentimientos, aunque no necesariamente con palabras.

A modo de ejemplo, existe la "técnica del semáforo" que también puedes aplicar para comunicarte con ellos. Consiste en utilizar piedras pintadas de colores verde, ámbar y rojo, animándolos a que cada día pongan una piedra en un espacio común y visible con un color u otro en función de cómo se sientan; así, de una forma más fácil y rápida pueden comunicar a un adulto cómo se sienten para que éste se dirija a él sin necesidad de que el niño tenga que expresarse verbalmente.

Escribe

Otra opción muy interesante es escribir un diario para registrar tus sentimientos, pensamientos y recuerdos. Los terapeutas lo utilizan a menudo ya que ayuda a ganar cierto control sobre emociones intensas que suelen ser más difíciles de describir de forma hablada y que además pueden producir vergüenza al contarlas a otra persona.

El diario sirve para desahogarte y también lo puedes utilizar para hacer sentir a otra persona lo que estás viviendo de forma más descriptiva y detallada de lo que lo harías hablando, pero es tu elección que sea secreto o no; se trata de que sueltes todo lo que sientes sin miedo, vergüenza ni ningún tipo de cohibición.

Incluso puedes ir más allá y, como yo, publicar tu propio libro. Aunque no lo creas, tiene bastantes beneficios emocionales: por un lado conseguirás estructurar todos tus pensamientos y sentimientos, lo cual te ayudará a ganar cierto control; también conseguirás llegar a tus sentimientos más profundos, aquellos que no te surgen normalmente al hablar; y por último te hará sentir mejor al saber que ayudarás a otras personas y que por tanto tu experiencia servirá para hacer un poco más llevadera la de otros que han pasado por una situación parecida, que se podrá sacar algún bien del suceso tan triste que lo ha originado.

Pero recuerda que es tu decisión, lo importante y prioritario es que saques de tu interior todo lo que te está devorando y lo transfieras ya sea hablando o escribiendo.

Rodéate de seres queridos

Hacer partícipe de tu sufrimiento a otras personas y notar su apoyo, desde luego, es muy importante. Tal vez incluso imprescindible.

Cuando una persona que está sufriendo un duelo se aísla socialmente suele convertirse en un duelo patológico, quedándose estancada en la misma fase y no encontrando alicientes ni objetivos por los que salir de él. Si dicha persona ya era solitaria antes del suceso que lo originó es incluso más difícil que lo pueda superar.

Como he descrito en capítulos anteriores, en mi caso particular tener una niña en camino que mi amigo nunca llegaría a conocer supuso un motivo más de pena; es una parte más de mi vida que él se ha perdido, y además una muy importante y con la que seguro que hubiéramos tenido buenos momentos. Pero también me obligó a centrarme en el presente y en el futuro porque a Rubén no lo pude ni podré salvar, mientras que mi hija me necesitaba desde el primer momento para nacer y para desarrollarse hasta ser adulta. No podía dejar de lado a mi mujer embarazada ni a mi futura hija, de modo que por fuerza tenía que volver a la realidad.

Por más que me duela haber perdido a Rubén, no puedo olvidarme de que mi hija me necesita y que además ella no tiene ninguna culpa de lo sucedido. Me apena pensar que ella no sabrá ni que existió exceptuando lo que yo pueda contarle sobre él, mientras que si siguiera vivo estoy convencido de que le cogería mucho cariño.

Pensad en vuestro caso qué persona o personas os necesitan, quiénes os apoyan y las cuales no tienen ninguna culpa de que hayáis perdido a ese ser querido. Tal vez incluso compartan la misma pena. Apoyaos mutuamente y recordad que no podéis cambiar el pasado, pero sí el presente y el futuro.

Esto si cabe es aún más notorio en las parejas que han perdido a un hijo. En este tipo de parejas es muy común que se origine una crisis en la relación que incluso en algunos casos lleva al divorcio. Los progenitores suelen tener actitudes diferentes ante el duelo y cada uno lo vive interiormente de una manera, como cualquier otra persona, lo cual puede motivar discusiones, rabia, distanciamiento y culpabilización. Uno de los dos puede sentir que lo vive más intensamente y que es la verdadera víctima sólo porque la otra persona no lo exterioriza tanto, o incluso culparle directa o indirectamente.

Incluso la muerte de un hijo puede causar que se desatienda al resto de hijos de la pareja. Se tiende a idealizar a la persona fallecida y es común que no se piense en los demás hijos, que para colmo sufren su propio duelo por haber perdido un hermano.

Si te fijas en la lista de grupos de duelo del Anexo II, te llamará la atención que muchos de ellos se refieren explícitamente a padres y madres que han perdido un hijo. Es precisamente porque la pérdida de un hijo es posiblemente el duelo más traumático y también porque la mayoría de las parejas que lo experimentan necesitan una terapia conjunta para que no afecte a su relación.

Sea cual sea tu situación, debes pensar en las personas que te quieren y que merecen tu atención. Eso no te hará peor ser humano por no pensar tanto el que ha fallecido; todo lo contrario, ese suceso ya no se puede revertir, pero sí que se puede actuar sobre la vida del resto de personas que continúan a tu alrededor. No permitas que un suceso trágico ocasione a su vez otros hechos negativos adicionales al que de por sí no puedes evitar.

A mí también me ayudó pensar en qué diría mi amigo si me estuviera viendo o qué opinaría yo si hubiera sucedido al contrario y fuera él el que siguiera con vida en lugar de mí. Seguramente todos querríamos que el resto de nuestros seres queridos nos recordaran y lloraran nuestra muerte, pero en ningún caso desearíamos que sabotearan sus propias vidas ni la del resto de personas a su alrededor.

Me tranquilizaba pensar que Rubén se alegraría de que le recordara al ver sus fotos, de que siguiera acordándome de su cumpleaños con el paso de los años y de que en definitiva siguiera vivo en mi memoria. Pero también de que recordara los buenos momentos que compartimos, y no me centrara en los que ya no podremos compartir.

Si hablamos de seres queridos, también podemos pensar en nuestras mascotas. Los animales de compañía nos aportan amor incondicional y apoyo emocional, de forma que las personas que se enfrentan al duelo suelen encontrar tranquilidad y sosiego en compañía de ellos.

Tanto es así que se emplean perros y gatos como aliados en algunas terapias asistidas, lo que se conoce como Intervención Asistida con Animales de Compañía (IAAC); en ella ciertos perros y gatos con características específicas son adiestrados para convertirse en ayudantes del terapeuta.

Como sucede con nuestros familiares y amigos, las mascotas pueden suponer un aliciente para enfrentarnos a la realidad y sentir que no estamos solos. Tener un animal que cuidar y que depende de nosotros, o incluso plantas, nos puede producir un beneficio muy grande y nos dará un motivo por el que luchar cada día.

Cuídate

Tarde o temprano tienes que afrontar que lo sucedido, por más que te duela, no se puede dar marcha atrás. Que sufras más, bloquees tu vida o te aísles no conseguirá traer a esa persona de vuelta ni mejorará nada de lo sucedido.

Debes seguir adelante con tu vida y hacerlo de la mejor manera posible. Eso no significa que tu ser querido no te importe, pues seguirá muy presente en tu memoria. La cuestión ahora es que necesitas pensar también en ti mismo y en los que te rodean y se preocupan por ti.

Para ello es posible que tus amigos, con la mejor intención, te recomienden "mantenerte ocupado". Y en cierta medida debes hacerlo, pero los expertos inciden en que simplemente manteniéndote ocupado en actividades que no te aportan ningún beneficio personal lo único que conseguirás es alargar o retardar el duelo. No se trata de hacer cualquier cosa con tal de no pensar en tu pérdida, pues sólo postergarás lo inevitable; más bien consiste en volver poco a poco a tu vida normal e ir realizando las actividades que te aporten momentos de felicidad o te llenen verdaderamente.

Tómate un respiro de vez en cuando para disfrutar de salidas con amigos, escuchar música o practicar tus hobbies. Si tienes un lado artístico es un momento perfecto para desarrollarlo. El arte puede actuar como vía de escape y también como modo de expresión al igual que hablar o escribir de tus emociones. Tal vez te sientas mejor pintando, cosiendo o haciendo manualidades; si es así, dedica tiempo a ello.

Otra opción muy interesante es la meditación. Es muy recomendable para cualquier momento de la vida, pero en una etapa de duelo es aún más beneficiosa. Nos ayuda a mantener la calma, estructurar nuestras ideas y tomar decisiones de una manera más equilibrada.

A decir verdad, tengo que reconocer que no es una de mis pasiones, pero puedo asegurar que conozco lo suficiente como para saber que funciona. Comencé a practicarla a raíz de la muerte de mi amigo y otras situaciones personales y laborales, y realmente me ayudó mucho a la hora de irme a dormir más sereno y aclarar mis pensamientos. Aunque no lo practico tanto como quisiera, sus efectos se hacen notar desde el principio.

Cuida tu salud y tu alimentación, procura descansar lo

necesario y realiza ejercicio físico.

Está demostrado que practicar deporte aumenta la secreción de dopamina y serotonina, dos neurotransmisores cerebrales que producen estados de bienestar y euforia. Además, cuando realizamos un esfuerzo grande el cuerpo libera endorfinas para retrasar la aparición del dolor y la fatiga, las cuales actúan como un analgésico natural. En definitiva, nos hace sentirnos mejor no sólo durante el tiempo en que lo realizamos, sino que sus efectos perduran más y más a medida que lo incorporamos como constante en nuestras vidas. Por último, no hay que olvidar que al producirnos cansancio dormiremos mejor y hará que comencemos el día de mejor manera.

Si ya eras asiduo en algún deporte, no lo dejes. Y si no lo eras, es buen momento para desarrollar afición por el que más te atraiga.

Por descontado que no debes acudir al alcohol o las drogas en estos momentos. Puede parecer un remedio rápido, pues actúan como sedante y dejas de sentir dolor mientras te encuentras bajo tus efectos, pero cuando vuelvas a tu estado normal seguirás teniendo que enfrentarte al problema y además habrás generado uno nuevo.

Algunas personas terminan siendo alcohólicas o

drogadictas después de un trauma, si comienzas ese camino podrías verte en medio antes de lo que piensas.

Por propia experiencia sé que a veces es tentador, incluso muy probable que caigas una vez según la edad que tengas en el momento del duelo, pero es importante darse cuenta y alejarse de esa vía.

Vigila tu dieta y tu descanso, son dos factores que también te ayudarán mucho a mejorar tu ánimo y enfrentarte a la realidad.

Lee

Como sabrás, leer tiene muchísimos beneficios y tal vez sea ya una de tus aficiones. En este caso, además, te permitirá evadirte de la realidad por unos instantes y sumergirte en otros mundos ficticios donde vivir aventuras o encontrarte en paz. Evidentemente no es el remedio definitivo, pues como hemos dicho en capítulos anteriores es importante vivir el duelo a pesar de que sea doloroso; pero sí puede actuar como un descanso para tu cerebro, ya que de una forma sana puedes calmar tus pensamientos y recargar energías para seguir enfrentándote al día a día sin los efectos nocivos que tienen el alcohol o las drogas.

En concreto, algo que puede ayudarte bastante es leer sobre personas que también han sufrido un trauma parecido y cómo lo han sobrellevado impulsándoles incluso a conseguir grandes logros. En el siguiente capítulo expongo brevemente algunos de estos casos, pero hay muchos más.

Si te sientes identificado con alguno de ellos profundiza y descubre cómo esa persona lo enfocó positivamente a la par que seguía teniendo muy presente su pérdida.

Si no es así, busca otros casos que te resulten más interesantes o parecidos al tuyo, y lee sus historias de superación, biografías o cualquier otro material disponible.

Te ayudará a calmar tus pensamientos y tal vez incluso te dé alguna idea para llevar a cabo en tu vida personal.

Incluso encontrarás documentales o películas si leer no es lo tuyo.

Recuerda lo bueno

Puede parecer más sencillo decirlo que aplicarlo, soy consciente, pero es tremendamente útil cuando has avanzado lo suficiente en el proceso de duelo.

Al principio cada recuerdo te lleva automáticamente a una sensación de tristeza; comienzas por recordar un momento divertido y acabas llorando al darte cuenta de que ya no está. Cambias de sentimiento como de la noche al día, o mejor dicho del día a la noche. Pero poco a poco, a medida que vas sanando, aprendes también a valorar las experiencias que viviste junto a esa persona en lugar de centrarte en las posibles vivencias que no ocurrirán.

Como reza la frase de Gabriel García Márquez que figura al comienzo de este capítulo, "*No llores porque ya se terminó… sonríe porque sucedió*"; no debes pensar en por qué se ha ido, sino agradecer que lo has conocido. Cuando te llegue un pensamiento triste de un hipotético futuro o del presente sin ir más lejos, cámbialo inmediatamente por recuerdos del pasado en los que hayas disfrutado junto a esa persona. En tu memoria siempre seguirá vivo y sonriente, y ese es el mayor tributo que le puedes ofrecer.

Sí, es más fácil hablar que hacerlo, pero con el tiempo verás que es posible.

En mi caso particular también me consuela en cierto grado pensar que vivió su vida al máximo. Esta reflexión la compartí con su madre y estuvimos completamente de acuerdo. Rubén tenía sus defectos, pero una cosa que admiro muchísimo de él es que no necesitaba grandes lujos para ser feliz; con los recursos que tenía en cada momento vivía el presente y además compartía lo que estaba en su mano. No se reservaba para un hipotético futuro, dentro de las posibilidades de cada momento vivía con plenitud.

Otro cliché más, que no por ello es menos cierto, es el que seguramente habrás oído: "ahora está en un sitio mejor". Tanto si eres religioso como si no, lo más lógico es pensar que es así; que tu ser querido está en paz, sea en el cielo o en la nada.

Personalmente creo firmemente que de una forma u otra mi amigo está descansando. Además, en sus circunstancias particulares, me alivia en cierto modo pensar que al menos ha dejado de sufrir esté donde esté.

7 HISTORIAS DE SUPERACIÓN

"No sabes lo fuerte que eres hasta que ser fuerte es la única opción que tienes" (Bob Marley).

Probablemente en este momento no te conforte conocer todas las personas que han sufrido una tragedia como la tuya, es lógico. Pero espero que te sirva de ejemplo para ver que por desgracia es algo habitual y que por muy difícil que te parezca ahora el futuro puede depararte todavía muchos momentos felices por vivir; incluso puede que, dentro del suceso tan horrible que estás atravesando, consigas reenfocarlo hacia algo bueno, un tributo o un logro en el que haya participado indirectamente tu ser querido fallecido.

Por ello te animo a que conozcas las historias de superación de duelo de algunos famosos que expongo a continuación:

John Lennon

El famoso cantante de los Beatles fue criado por sus tíos después de que sus padres se separaran, a los 4 años. Alfred, su padre, se dedicó a recorrer el mundo como marino mercante y desapareció; mientras que Julia, su madre, le dejó al cuidado de su hermana mayor y formó una familia con otro hombre.

Con el tiempo John retomó la relación con su madre, pero cuando tenía 17 años Julia murió atropellada. Él mismo lo definió así: "*Fue otro gran trauma. La perdí dos veces: una vez cuando me llevaron a vivir con mi tía, y otra vez a los 17, cuando murió físicamente. Me quedé muy, muy amargado*".

Había compartido tiempo y su afición a la música con su madre, así que fue un duro golpe. A ella dedica la canción "Julia" del Álbum Blanco de los Beatles. Después, ya en solitario, dedica la canción "Mother" a sus dos padres.

Paul McCartney

También miembro de los Beatles y al igual que John perdió a su madre cuando era pequeño.

Mary McCartney, no pudo sobrevivir a la operación a la que fue sometida para extirparle un cáncer de seno extendido por su cuerpo. Paul quedó huérfano con 13 años, de modo que fue criado por su padre y su abuelo. Además del dolor emocional, pasaron grandes apuros económicos dado que el salario de enfermera de Mary era fundamental para complementar el de su padre.

Tan sólo un par de años después de su desgracia conoció a John Lennon en una fiesta y pasados unos días ya formaban parte del mismo grupo musical, Quarrymen. A partir de ahí vendría una trayectoria impresionante que pasó a la historia, tanto en los Beatles como en solitario, y que batió varios récords Guinness.

Thalía

Ariadna Thalía Sodi Miranda, conocida artísticamente como Thalía, tuvo que superar un duelo cuando apenas tenía 6 años de vida.

Su padre, Ernesto Sodi Pallares, conocido científico y escritor mexicano, murió de diabetes y produjo una gran conmoción en la vida de la joven Thalía. *"El impacto de su partida fue tan grande que dejé de hablar durante todo un año"*, confesó ella misma en su libro "Cada día más fuerte". Su madre tuvo que llevarla a varios médicos y psicólogos, intentando por todos los medios que superara el duelo. Temiendo por ella, llegó a decirle *"Mira, nena, sólo somos mujeres en esta casa. Estamos en una sociedad de hombres. Tienes que ser más fuerte que ellos, tienes que tener el corazón de un hombre en ti"*, como indicó la propia Thalía en una entrevista para la revista People. A los 9 años se incorporó como vocalista en un grupo infantil y comenzó su exitosa carrera como cantante y actriz.

En su segundo álbum en solitario, "Mundo de cristal", escribió algunas canciones que reflejaban su estado sentimental. Entre ellas, "En silencio" fue dedicada a su padre.

Madonna

Madonna sufrió la muerte de su madre cuando contaba con 5 años, consecuencia de un cáncer mamario. Era tan pequeña que no comprendía la idea, según ella misma ha dicho después: *"Hubo mucho que no se dijo, tantas emociones reprimidas y sin resolver, el remordimiento, la culpa, la pérdida, la ira, la confusión. [...] Vi a mi madre, se veía tan hermosa simplemente recostada como si estuviera dormida en el ataúd abierto. Luego me di cuenta que su boca se veía rara. Me tomó un rato darme cuenta de que estaba cosida. En ese horrible momento entendí que la había perdido para siempre. La última imagen de mi madre, a la vez pacífica y a la vez grotesca, aún me asusta hoy".*

Tuvo que aprender a cuidar de sí misma y de sus hermanos, y volvió con su abuela buscando consuelo. Su padre se casó posteriormente con otra mujer, lo cual produjo que Madonna expresara sentimientos de ira hacia él durante años.

Este suceso, junto con otros hechos personales, forjaron su carácter e impulsaron de alguna manera su conocida trayectoria. En el álbum "Like a Prayer" interpretó la canción "Promise to Try", que hacía referencia al dolor que aún persistía por la pérdida de su madre.

Dani Martín

El conocido líder de El Canto del Loco perdió a su hermana mayor en el año 2009, cuando ésta tenía 35 años. Supuso un varapalo muy grande no sólo para él sino para toda su familia, como confesó más adelante: *"Es una historia con la que cuando te acostaste no contabas y a la mañana siguiente sucede. Que mi hermana se muere. Empiezas a vivir una cosa con la que no contabas, mi familia cambia, mi vida cambia, y todo cambia en mi vida".*

A pesar de lo duro que fue para él, tuvo que afrontarlo y seguir adelante: *"Curiosamente, cuando te pasa algo fuerte, es precisamente cuando descubres cómo eres de verdad. Yo me descubrí respondiendo ante esta pérdida de una manera que nunca hubiese imaginado. Siempre había pensado que, por mi sensibilidad, si algún día me pasase lo que me pasó, me iba a hundir, que no sería capaz de seguir. Y de pronto me encontré tirando de mi familia, intentando alegrarles, siendo la sonrisa para mis padres".*

También admitió que utilizó el deporte como válvula de escape y los beneficios que le ha aportado desde entonces: *"Cuando me pasó lo de mi hermana, lo que más me apetecía metafóricamente era salir corriendo, porque no entendía nada de la vida. Y, de golpe, me puse a correr de verdad. Hago todos los días unos 10 kilómetros. Ese hábito me ha quitado un montón de cosas de la cabeza y me ha ayudado bastante a estar mejor por dentro y por fuera"*.

Desde entonces ha dedicado varias canciones a su hermana en su carrera en solitario. Una de ellas es "Mi lamento" del disco "Pequeño", en la que canta *"Porque ya no te tengo. Eras mi vida y ya no estás. Siempre pienso aunque estés lejos y te juro que puedo ayudar. Cerca quedarán tus gestos y tu carita de princesa, mi hermana"*. En otra más reciente le describe en forma de carta cómo ha continuado su vida y la de su familia desde que se fue.

Hace unos meses, en una entrevista expresó el momento en que sintió que había comenzado la fase de aceptación, a partir de la cual fue capaz de recordar a su hermana o brindar por ella sin ese dolor tan profundo.

John Travolta

El famoso actor y protagonista de grandes éxitos del cine como "Pulp Fiction" o "Fiebre del sábado noche" ha tenido una vida marcada por las tragedias personales.

Al poco tiempo de comenzar a salir con la actriz Diana Hyland, casi 20 años mayor que él, a ésta le diagnosticaron cáncer de mama y finalmente falleció.

Unos años después se casó con la también actriz Kelly Preston, con quien tuvo 3 hijos. El mayor, Jett Travolta, murió a causa de la enfermedad de Kawasahi a la edad de 9 años cuando la familia se encontraba de vacaciones en las Bahamas. Según las palabras del propio John, *"Perdí a mi hijo hace unos años y pasé una mala época, y después de tres años de recibir mucho apoyo de mi iglesia y de la gente, mi familia y los fans, decidí que podía volver a trabajar, porque incluso me planteé retirarme"*.

En julio del pasado año, su mujer Kelly también falleció como consecuencia de cáncer de mama.

Tras la pérdida de su hijo Jett, fundó la Jett Travolta Foundation junto con su mujer, una organización sin ánimo de lucro para niños con necesidades especiales.

Por si fuera poco, John Travolta y Kelly Preston tuvieron que revivir la experiencia de perder a un hijo al rodar la película "Gotti", que ambos protagonizaron. "*No puedes evitar que (esas escenas) te recuerdan lo que pasaste*", admitió Travolta.

8 FRASES CÉLEBRES

El duelo ha inspirado a muchos autores y artistas a lo largo de la historia. En ocasiones los ha llevado a conseguir o perfeccionar algunas de sus obras. Tanto es así, que hay innumerables frases sobre este proceso que resumen vivencias y sentimientos de todo tipo.

De nuevo te animo a profundizar y descubrir las historias que se encuentran detrás de esas frases, puesto que seguro que te sorprenderán y ayudarán en tu propio duelo. Además, si te sientes identificado con alguna de ellas puede convertirse en un mantra para ti; una frase que tengas siempre presente y que recuerdes en los peores momentos, que te ayude a fijar un objetivo y superar las adversidades.

Esta es sólo una recopilación de algunas de las frases más célebres acerca de este tema:

- *"El duelo no te cambia, te revela"* (John Green)
  A veces el duelo muestra un aspecto que tenías oculto, pero que siempre estuvo ahí.

- *"Solo las personas capaces de amar intensamente pueden sufrir un gran dolor, pero esta misma necesidad de amar sirve para contrarrestar sus duelos y las cura"* (Leo Tolstoy)
  El mismo amor que te hace sufrir por una persona puede también hacerte sanar.

- *"Llorar es hacer menos profundo el duelo"* (William Shakespeare)
  Como hemos dicho anteriormente, llorar nos ayuda a exteriorizar el dolor y por tanto a superarlo.

- *"La felicidad es beneficiosa para el cuerpo, pero el duelo desarrolla los poderes de la mente"* (Marcel Proust)
  El dolor nos lleva a nuevas reflexiones y en ocasiones a un cambio de vida.

- *"El duelo suprimido sofoca. Hace estragos dentro del pecho*

y está forzado a multiplicar su fuerza" (Ovidio)
No se puede contener el duelo, pues tarde o temprano estallará con toda su fuerza.

- *"El que encubre su dolor no encuentra remedio para él"* (proverbio turco)
Es necesario enfrentarse al duelo para superarlo.

- *"Las cosas que duelen, instruyen"* (Benjamin Franklin)
Se puede aprender mucho de los duelos.

- *"El dolor es una fruta. Dios no las hace crecer en ramas demasiado débiles para soportarlas"* (Víctor Hugo)
Tú también puedes superarlo.

- *"El duelo es en sí mismo una medicina"* (William Cowper)
El propio proceso del duelo moviliza los elementos necesarios de tu organismo para superarlo.

- *"Adquirimos la fuerza que hemos superado"* (Ralph Waldo Emerson)
Otra forma de decir *"Lo que no te mata te hace más*

fuerte".

- *"No te protejas del dolor con una valla, sino más bien con tus amigos"* (proverbio checo)
No te aísles para superar el duelo; todo lo contrario, rodéate de tus seres queridos.

9   CONCLUSIÓN

Como estás comprobando por ti mismo, el duelo es un proceso doloroso y complicado que nos exige paciencia y actitud positiva. Una parte de él únicamente se puede curar con el tiempo, pero la gran mayoría depende de nosotros y nuestra actitud ante los nuevos sentimientos que nos afloran.

Lo más probable es que te encuentres ahora mismo en alguna de las etapas del duelo y hayas reconocido al menos en parte los sentimientos y pensamientos que surgen de forma general y también los que viví yo personalmente. Si es así, sabrás que hay muchísimas personas a tu alrededor que, sin que tú seas consciente, están pasando por ello o lo estarán en algún momento de sus vidas casi con toda seguridad.

En caso contrario, no debes alarmarte; la pérdida de un

ser querido es tan compleja y los seres humanos somos todos tan únicos que puede afectarnos de forma diferente y tu caso no tiene por qué encajar a la perfección en el modelo de las 5 fases del duelo; recuerda que como todos los modelos puede tener variaciones particulares en la práctica, tanto en las fases en sí como en el orden. Quizá tengas esa pérdida demasiado reciente y aún te falten muchas etapas que atravesar o puede que alguna de ellas no llegues nunca a vivirla en tu camino de superación; sea como sea, aquí tienes herramientas para saber qué puedes esperar y cómo afrontar lo que venga después.

Espero que mi experiencia también te ayude a conformar tu propia receta a partir de los consejos que no sólo yo sino también muchos especialistas ofrecen. Recuerda que es importante dar salida a tus sentimientos, ya sea hablando, escribiendo o por medio de cualquier expresión artística; reserva un tiempo para ti mismo si es necesario; cuida tu cuerpo y tu mente; practica tus aficiones preferidas; lee o mira documentales que te ayuden a ser más optimista; haz tuya una frase célebre que te identifique y te ayude a centrarte; y, sobre todo, persevera en ser positivo mediante cualquier técnica o actividad de las que hemos hablado.

Si estás leyendo este libro no para ayudarte a ti, sino a

una persona a la que quieres y ha perdido a alguien, déjame decirte que ya has demostrado que puede contar contigo y seguro que él o ella lo sabe. No intentes forzar a que esa persona evolucione en el duelo o haga lo que se supone que tiene que hacer; simplemente acompáñala, escúchala y apóyala para que ella misma encuentre el camino con tu ayuda basándote en lo que has aprendido.

El primer paso para recibir ayuda es reconocer que la necesitas, y eso es algo que has hecho desde el momento en que accediste a este libro. Así que ya sólo te queda seguir adelante, avanzar hasta que puedas pensar en esa persona sólo mediante los buenos recuerdos que compartisteis. Porque eso es lo mejor que podrás hacer por ella y por ti mismo. Y créeme, lo conseguirás.

10 CANCIÓN

Hay numerosas canciones, películas y libros que me recuerdan o han recordado momentos vividos junto a Rubén. Pero entre todos ellos, esta canción hace que me emocione cada vez que la escucho, especialmente su videoclip; estoy seguro de que algún miembro del grupo sufrió la pérdida de un amigo cercano como en mi caso.

"Si hoy te encontraras aquí,
serías la luz de mi oscuridad.
Si estuvieses conmigo,
el camino sería mucho más sencillo.
Compartimos lágrimas y risas,
compartimos triunfos y fracasos.
Soñábamos con cambiar el mundo,

soñábamos con los ojos abiertos.
Y a la noche a mí, ya me empiezan a llover
montones de recuerdos.
Conmigo quedarán imborrables momentos,
Cuando fuimos dueños de nuestros sueños.

...

Compañero me haces falta aquí,
este trago va por ti y por mí,
por cuando fuimos dueños de nuestros sueños.
La vida sólo se detiene cuando uno de los tuyos viaja a otro lado, cuando uno de los tuyos se suelta de tu mano.

...

"

La sombra del grajo

Dueños de nuestros sueños

11 ANEXO I

A continuación, se muestran varios organismos mediante los cuales puedes recibir atención psicológica gratuita.

Se proporciona su información de contacto al momento de escribir este libro:

- <u>Ministerio de Sanidad y Consejo General de Colegios Oficiales de Psicólogos</u>.

    Teléfono: 917 007 989 (de 9:00 a 20:00 horas)

- <u>Colegio Oficial de Psicología</u> de la Comunidad Autónoma donde residas.

    Por ejemplo, en Madrid ofrecen esta dirección

electrónica: ayudaduelocopm@cop.es.

En Guipúzcoa atienden en el teléfono: 692 566 160 (de 10:00 a 14:00 horas).

- Servicio de Psicología Aplicada de la UNED.

    Dirección electrónica: spa@psi.uned.es

    Teléfono: 660 695 469 (de lunes a viernes, de 10:00-14:00/16:00-20:00 horas).

- Asociación "Alma y vida".

    Asociación compuesta por madres y padres que han perdido un hijo por cualquier causa.
    Realizan terapias de grupo y otras actividades impartidas por profesionales.

    Página web: http://almayvida.es

- Comunidad "Tu apoyo en red".

    Comunidad online para acompañamiento en el

proceso de pérdida.

Es un proyecto de la Fundación Salud y Persona, una entidad sin ánimo de lucro.

Ofrecen recursos divulgativos, orientación psicológica online y comunidad online con afectados e interesados. También visualizan estas situaciones a nivel social.

Página web: https://tuapoyoenred.com/

- ### Grupos de duelo Renacer.

  Renacer es un grupo de ayuda mutua de padres que se enfrentan a la pérdida de sus hijos.
  Están presentes en varias ciudades por todo el país.

  Página web de Renacer Barcelona:
  https://renacerbarcelona.org/

- ### Centros de escucha San Camilo
  Servicio del Centro de Humanización de la Salud que tiene por finalidad ayudar a las personas que

pasan por una situación de sufrimiento o crisis en sus vidas (duelo, soledad, etc.).

Presta acompañamiento emocional y orientación psicológica gratuitas en sus centros de varias ciudades españolas.

Páginas web: https://www.humanizar.es/centro-asistencial/centro-de-escucha

- <u>Instituto IPIR. Duelo y pérdidas.</u>

Ofrecen webinars y conferencias online gratuitas, así como una primera consulta.

Dirección electrónica: info@ipirduelo.com

Página web: http://www.ipirduelo.com/

Movimientos e iniciativas de apoyo específico para víctimas de COVID-19:

- <u>Movimiento "Tienes mi ayuda".</u>

tienesmiayudacovid19@gmail.com

- <u>Iniciativa popular "Escucha solidaria".</u>

    <u>escuchasolidaria@gmail.com</u>

- <u>Fundación La Caixa (solo para profesionales sanitarios).</u>

    Teléfono: 900 670 777 (de 9:00 a 22:00 horas)

12 ANEXO II

A continuación, se muestra la lista de grupos de duelo regionales más importantes organizados por comunidad autónoma. Algunos de ellos están enfocados a cualquier persona que atraviese un duelo, mientras que otros son específicos para ciertos tipos de pérdidas.

Se proporciona las principales formas de contacto, aunque algunas de ellas pueden variar.

Andalucía

- **Emucesa**

  Se trata de una funeraria que, al margen de sus servicios, ofrece un grupo de ayuda al duelo.

  Se reúnen dos veces al mes y la participación es gratuita.

  Página web: https://www.emucesa.es/guia-momentos-dificiles/ayuda-al-duelo/

  Teléfono: 958 261 516.

- **Asociación Alma y vida.**

  Asociación compuesta por padres y madres que han perdido a sus hijos.

  Disponen de recursos online independientes de la zona de residencia, pero además tienen grupos de reunión en Sevilla, Algeciras, Chiclana, Jaén, Córdoba, Granada y Málaga.

  Página web: http://almayvida.es/lugar-de-reunion/

- **Renacer Dos Hermanas**

    Grupo de ayuda mutua para padres que han perdido un hijo en Dos Hermanas (Sevilla).

    Página web: https://renacerbarcelona.org/para-conocernos/renacer-en-espana/

Aragón

- **ASPANOA**
 Asociación que atiende y apoya a los niños con cáncer de Aragón y a sus familias.
 También impulsa la investigación contra esta enfermedad y pertenece a la Federación Española de Padres de Niños con Cáncer.
 Página web: https://www.aspanoa.org/

- **Grupo de apoyo al duelo Monzón**
 Asociación sin ánimo de lucro que pretende ayudar y acompañar a las personas que atraviesan un proceso de duelo.
 Página web: https://www.facebook.com/grupodeduelomonzon?fref=ts

- **Madres y Mujeres Arcoiris**
 Asociación que ayuda a superar la muerte de un ser querido, con especial atención a madres que

han perdido un hijo. Ofrecen apoyo moral, emocional y psicológico.

Página web:

https://madresymujeresarcoiris.blogia.com/

Teléfono: 976 726 040

- **Renacer Zaragoza**

Grupo de ayuda mutua para padres que han perdido un hijo en Zaragoza.

Página web: https://renacerbarcelona.org/para-conocernos/renacer-en-espana/

Dirección electrónica:

renacerzaragoza@gmail.com

Asturias

- **"Un paso adelante"**

  Se trata de un grupo de duelo ofrecido por Galbán, asociación de familias de niños con cáncer del Principado de Asturias.

  Apoya a madres y padres que han perdido un hijo y también incluye a los hermanos con el objetivo de ayudar a la familia.

  Página web:

  https://www.asociaciongalban.org/grupo-de-duelo-un-paso-adelante/

Baleares

- **ASPANOB**

    Asociación de Padres de Niños con Cáncer de Baleares.

    Ofrece terapia de duelo a las familias cuyos niños han fallecido por esta causa.

    Página web: http://www.aspanob.com

- **"Decir Adiós"**

    Asociación de ayuda al duelo en Ibiza.

    Página web:
    http://www.ginacampalans.es/349600339

- **Lligams**

    Asociación de acompañamiento a los procesos de duelo de Menorca.

    Página web:
    https://www.facebook.com/pages/category/Community/Lligams-1006922229451886/

Cataluña

- **AFANOC**

    Asociación de Familiares y Amigos de Niños con Cáncer de Cataluña.

    Ofrece apoyo emocional y asesoramiento en la pérdida de un niño por esta enfermedad.

    Página web: https://afanoc.org/que-fem/suport-psicoemocional/

- **SiC**

    Asociación sin ánimo de lucro "Apoyo y Compañía" para pacientes y familiares que sufren algún tipo de cáncer hematológico.

    Página web: https://www.suporticompanyia.org/

- **AVES**

    Grupo de duelo colectivo y ayuda mutua en Barcelona.

    Organizan grupos de duelo diferentes y específicos para cada caso: pérdida de la pareja, pérdida de hijos, pérdida de un familiar...

Página web: http://www.avesgams.org/grupos-de-ayuda/grupos-de-duelo

- **Després del Suïcidi (DSAS)**

    Primera asociación de supervivientes por la muerte por suicidio: familiares, amigos y allegados.

    Página web: https://www.despresdelsuicidi.org/

    Email: info@despresdelsuicidi.org

- **Servei de Suport al Dol de Girona**

    Ofrecen servicios de acompañamiento, atención, formación y asesoramiento en el duelo en Girona.

    Página web: https://servei-de-suport-al-dol-girona.webnode.es/

- **Ca n'Eva**

    Asociación sin ánimo de lucro de Terrassa que ofrece grupos de ayuda y comunidad de acogida para personas que atraviesan un duelo.

    Página web: https://www.somcaneva.org/

- **Grups d'Acompanyament al Dol de Lleida**
  Asociación de acompañamiento al duelo de Lleida. Acompañan, asesoran y forman a personas en duelo, y también publican libros sobre el tema.

  Página web: https://www.dol-lleida.org/

- **Grup de Suport al Dol de Sabadell**
  Asociación sin ánimo de lucro de Sabadell formada por personas que han experimentado al menos una pérdida importante a lo largo de su vida y que colaboran como voluntarias.

  Página web:
  http://www.grupdesuportaldoldesabadell.es/

Castilla La Mancha

- **Duelo Albacete Talitha**

    Asociación de ayuda en el proceso de duelo de Albacete.

    Página web:
    https://dueloalbacete.wordpress.com/

- **Alma y Vida Puertollano**

    Asociación Alma y Vida en Puertollano (Ciudad Real).

    Página web: http://almayvida.es/lugar-de-reunion/

Castilla y León

- **PYFANO**

  Asociación de Padres, Familiares y Amigos de Niños Oncológicos de Castilla y León.

  Ofrece atención psicológica y grupos de duelo.

  Página web: https://pyfano.es/

- **Renacer La Bañeza**

  Grupo de ayuda mutua para padres que han perdido un hijo en La Bañeza (León).

  Página web: https://renacerbarcelona.org/para-conocernos/renacer-en-espana/

Comunidad Valenciana

- **ASPANION**

    Asociación de Familiares y Amigos de Niños con Cáncer de la Comunidad Valenciana.

    Ofrece apoyo emocional y asesoramiento en la pérdida de un niño por esta enfermedad.

    Página web: https://aspanion.es/

- **Instituto de Duelo de Alicante**

    Atención psicológica y acompañamiento de personas en duelo en Alicante.

    Página web: https://www.dueloalicante.es/

    Facebook: https://www.facebook.com/dueloalicante/

    Correo electrónico: info@dueloalicante.es

- **Caminar**

    Asociación valenciana de apoyo en el duelo. Todos los integrantes de la asociación son voluntarios y además de la experiencia personal de pérdidas, tienen formación específica sobre el proceso del duelo.

Página web:

http://www.ayudaduelocaminar.com/es/

Teléfono: 96 374 78 63

- **Petjada**

    Asociación de apoyo emocional frente al final de la vida, en Castellón.

    Página web:

    http://associaciopetjada.blogspot.com/

- **Renacer Valencia**

    Grupo de ayuda mutua para padres que han perdido un hijo en Valencia.

    Página web: https://renacerbarcelona.org/para-conocernos/renacer-en-espana/

- **El Abrazo del Oso**

    Organización sin ánimo de lucro para acompañamiento y asistencia en procesos de duelo, despertar y emergencia espiritual, situada en Benimàmet (Valencia) y Madrid.

    Página web:

    http://blogelabrazodeloso.blogspot.com/

- **Aprenent del Dol**

    Grupo de apoyo perteneciente a la Sociedad Española e Internacional de Tanatología, situado en Gandía (Valencia).

    Página web: https://tanatologia.org/aprenent-del-dol-grupo-de-apoyo-de-la-seit/

- **Viktor E. Frankl**

    Asociación para la ayuda en el sufrimiento, la enfermedad y ante la muerte, situada en Valencia.

    Página web: https://asociacionviktorfrankl.es/

    Correo electrónico:

    correo@asociacionviktorfrankl.org

Teléfono: 96 351 0113

Extremadura

- **Por Ellos**

    Asociación extremeña de apoyo al duelo.

    Página web:

    http://asociacionporellosextremadura.blogspot.com/

    Facebook: https://es-es.facebook.com/asociacionextremena.porellos

Galicia

- **Centros de escucha San Camilo**
 Servicio del Centro de Humanización de la Salud que tiene por finalidad ayudar a las personas que pasan por una situación de sufrimiento o crisis en sus vidas (duelo, soledad, etc.).
 Presta acompañamiento emocional y orientación psicológica gratuitas en sus centros de Pontevedra y Vigo.

 Páginas web:

 http://centrodeescuchapontevedra.blogspot.com/p/la-escuchacontiene-un-inmenso-poder.html

 https://www.humanizar.es/centro-asistencial/centro-de-escucha

Islas Canarias

- **Acompañar**

    Asociación de atención en la enfermedad grave y procesos de duelo, situada en San Bartolomé (Lanzarote).

    Facebook: https://www.facebook.com/asociacionacompanar/?ref=page_internal

    Correo electrónico: acompa.lanz@gmail.com

- **Para Siempre en el Corazón**

    Grupo de apoyo para madres y padres que han perdido un hijo, en La Laguna (Tenerife).

    Página web: https://tanatologia.org/para-siempre-en-el-corazon/

- **ACODUEL**

    Grupo de apoyo perteneciente a la Sociedad Española e Internacional de Tanatología, en Las Palmas de Gran Canaria.

Página web: https://tanatologia.org/acoduel/

La Rioja

- **FARO**

    Asociación de Familiares y Amigos de Niños con Cáncer, situada en Logroño.

    Página web:

    http://www.menoresconcancer.org/podemos-ayudarte/apoyo-emocional/

- **Renacer Logroño**

    Grupo de ayuda mutua para padres que han perdido un hijo en Logroño.

    Página web: https://renacerbarcelona.org/para-conocernos/renacer-en-espana/

Madrid

- **Fundación Aladina**
 Entidad privada sin ánimo de lucro que tiene como objetivo ayudar a los niños que padecen cáncer y a sus familias.
 Imparten terapias de ayuda al duelo.

 Página web: https://aladina.org/nuestro-trabajo/apoyo-psicologico/

- **Fundación Alaia**
 Asociación de ayuda a enfermos graves y personas en duelo.

 Página web: http://www.alaia-duelo.com/

 Correo electrónico: informa@alaia-duelo.com

- **A.M.A.D.**
 Asociación de Mutua Ayuda Ante el Duelo.

 Página web: http://www.amad.es/

- **Fundación Mario Losantos del Campo**

    Entidad que trabaja para contribuir al desarrollo integral del ser humano.

    Ofrece ayuda ante el duelo.

    Página web: https://www.fundacionmlc.org/

- **Centro de escucha San Camilo**

    Servicio del Centro de Humanización de la Salud que tiene por finalidad ayudar a las personas que pasan por una situación de sufrimiento o crisis en sus vidas (duelo, soledad, etc.).

    Presta acompañamiento emocional y orientación psicológica gratuitas en sus centros de Tres Cantos y Madrid capital.

    Página web: https://www.humanizar.es/centro-asistencial/centro-de-escucha

- **El Abrazo del Oso**

    Organización sin ánimo de lucro para acompañamiento y asistencia en procesos de duelo, despertar y emergencia espiritual, situada en Benimamet (Valencia) y Madrid.

Página web:

http://blogelabrazodeloso.blogspot.com/

Murcia

- **Amanecer**

    Asociación de ayuda por la pérdida de un ser querido.

    Página web:

    http://www.asociacionamanecer.com/

Navarra

- **Goizargi**

  Asociación de ayuda y acompañamiento a personas que están en duelo.

  Página web: https://goizargi.org/

  Correo electrónico: asociacion@goizargi.org

  Teléfono: 948 363 883

- **Renacer Tafalla y Pamplona**

  Grupo de ayuda mutua para padres que han perdido un hijo en Tafalla y Pamplona.

  Página web: https://renacerbarcelona.org/para-conocernos/renacer-en-espana/

País Vasco

- **Juneren Hegoak**

  Asociación de apoyo a familias de Guipúzcoa que en situación de vulnerabilidad estén viviendo la enfermedad o muerte de un niño.

  Página web: https://www.junerenhegoak.org/

- **Izargi**

  Asociación de acompañamiento en duelo y pérdidas.

  Página web: http://www.izargi.org.es/

  Correo electrónico: izargig@gmail.com

- **BIDEGIN**

  Servicio de apoyo al duelo y enfermedad grave avanzada.

  Página web: https://bideginduelo.org/

  Facebook: https://es-es.facebook.com/BIDEGIN-Servicio-de-apoyoal-duelo-y-enfermedad-grave-avanzada-204010682997379/

Correo electrónico: info@bideginduelo.org

- **Psikolausen**
Asociación psicoterapéutica sin ánimo de lucro que ofrece asistencia psicológica gratuita a todas aquellas personas, grupos o familias que hayan sufrido una pérdida significativa.
Situada en Arrigorriaga (Vizcaya).

Página web: http://asociacionpsikolausen.blogspot.com/

Correo electrónico: psikolausen@yahoo.es

- **Renacer San Sebastián**
Grupo de ayuda mutua para padres que han perdido un hijo en San Sebastián.

Página web: https://renacerbarcelona.org/para-conocernos/renacer-en-espana/

13 DESPEDIDA

Espero que este libro te haya resultado o te resulte útil en tu proceso de duelo, sea cual sea la persona que hayas perdido y tus circunstancias personales.

Si es así, agradecería que compartieras tu opinión a través de las redes sociales para que el mensaje pueda llegar a más gente y también que escribieras una reseña en Amazon.

"*Sólo se muere cuando se olvida. Y yo nunca te olvido*" (película Coco).

D. E. P. Rubén (1983 – 2018)

📚 LECTURAS RECOMENDADAS

Serie: Hábitos que transforman

Descubre otras culturas a través de sus costumbres más sabias y transforma tu vida con pequeños cambios diarios. La serie *Hábitos que transforman* te guía por el mundo con prácticas milenarias, hábitos cotidianos y herramientas efectivas para el bienestar, la disciplina y el crecimiento personal.

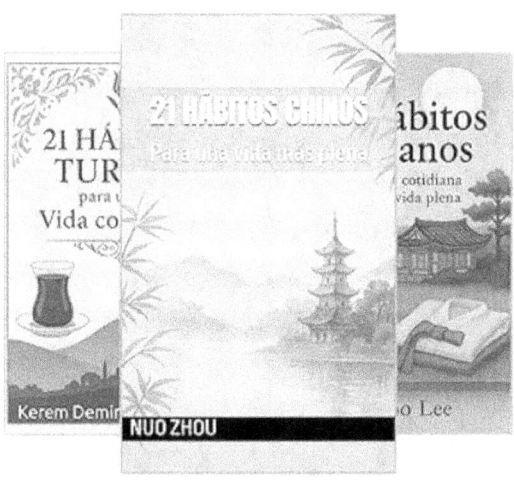

23 hábitos japoneses

Del ikigai a la ceremonia del té, descubre los principios de la constancia, la belleza en lo simple y la armonía interior.

21 hábitos chinos

Inspirados en la sabiduría del taoísmo, la medicina tradicional y la disciplina milenaria de una cultura que equilibra cuerpo y mente.

21 hábitos coreanos

Conecta con la esencia del "jeong", la gratitud diaria, el autocuidado y el respeto profundo por las rutinas que dan paz.

21 hábitos turcos

Una mezcla rica de tradición y calidez: desde el arte del çay hasta el poder de la comunidad en la vida cotidiana.

www.ingramcontent.com/pod-product-compliance
Lightning Source LLC
Chambersburg PA
CBHW060846220526
45466CB00003B/1258